AF314365

RÉFUTATION

DE L'OPINION

QUI ACCUSE LES MÉDECINS

d'Athéisme et de Matérialisme.

DISCOURS INAUGURAL

PRONONCÉ DANS LA SÉANCE PUBLIQUE

De l'Académie royale des Sciences, Arts et Belles-Lettres de Lyon,

PAR J.-L. BRACHET.

Mens agitat molem. (*Virg.*)

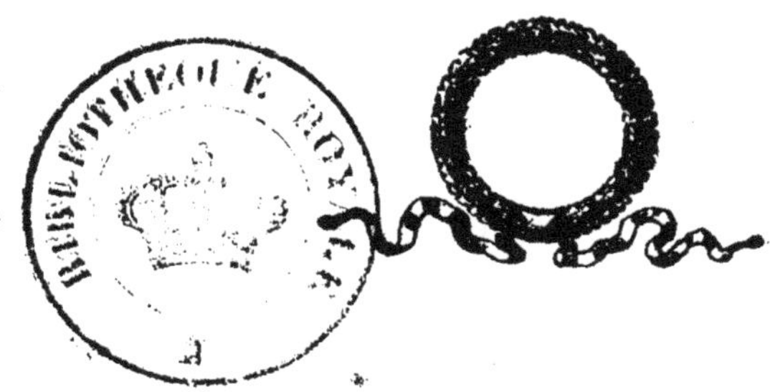

LYON,

Imprimerie de Lambert-Gentot, Libraire,

Grande rue Mercière, N.° 29.

1834.

Messieurs ,

Les impressions que l'homme reçoit sont indépendantes de sa volonté, et il n'est pas en son pouvoir de leur commander. Plus elles seront vives, plus il lui sera difficile de les déguiser, et son émotion le trahira toujours. Ce serait donc en vain que je chercherais à vous cacher le trouble dont je suis agité dans ce moment. Et pourquoi voudrais-je le dissimuler? Il est si naturel dans la position où je me trouve... Comment, en effet, ne serais-je pas ému, lorsque, pour la première fois, je viens prendre la parole dans une assemblée aussi recommandable par ses lumières, et à laquelle je n'ambitionnais de m'associer que pour y puiser de nouvelles connaissances! Lorsque surtout j'éprouve si bien le besoin de vous témoigner combien je sens la faveur dont vous m'avez honoré? Veuillez donc me permettre de commencer par vous exprimer toute ma reconnaissance. Et puisque l'usage veut que l'installation de chaque membre soit consacrée par un discours solennel, j'essayerai, pour m'y conformer, de combattre un préjugé assez généralement répaudu. Puissé-je le dissiper et vous convaincre! Puissé-je surtout ne point rester au-dessous de mon sujet, et vous faire trouver de l'intérêt à cette discussion sévère!

On dit et l'on répète depuis bien des siècles que les Médecins sont matérialistes et athées, selon ce vieil adage: *Ubi très medici, duo athæi*. Cette double inculpation devient à peu près identique, puisque le matérialisme conduit à l'athéisme, et qu'il n'y a point d'athéisme sans matérialisme. Une croyance aussi généralement établie devrait reposer sur des bases solides ou sur des faits certains. Et cependant, elle n'est fondée sur rien, je dis plus, elle est fausse sous tous les rapports.

Si elle était vraie, l'opinion que nous attaquons, elle devrait trouver ses preuves, ou dans les écrits des Médecins, ou dans l'objet de leurs méditations, l'étude de l'homme en santé et en maladie, ou bien enfin dans leur conduite. Or, nous allons voir qu'elle n'a rien puisé dans ces trois sources, qui pourtant sont les seules qui puissent lui fournir des motifs légitimes.

Médecins de tous les âges et de tous les pays, vous qui avez exercé avec tant de distinction la plus belle et la plus utile des sciences, et qui avez bien mérité de l'espèce humaine en lui apprenant à conserver le plus précieux des biens, la santé, et à guérir les nombreuses maladies qui viennent l'affliger, je vous évoque tous. Armés de vos œuvres, venez repousser l'inculpation qui vous accuse du plus coupable athéisme, vous qui, dans l'exercice de vos pénibles fonctions, sûtes commander le respect des hommes et l'admiration des sages, en pratiquant les vertus les plus sublimes. Vous auriez été irréligieux, vous qui vous consacrâtes à l'humanité souffrante, sans vous permettre jamais aucun délassement, ni aucune occupation étrangère à l'art de guérir, malgré les injustices, les caprices et l'ingratitude des hommes ! Vous enfin, qui, dans tous les temps et dans tous les lieux, possédâtes un courage de tous les momens et une patience inépuisable, et qui fîtes, en un mot, une entière abnégation de vous-mêmes, pour vous placer, comme l'a dit Cicéron, au niveau de la Divinité ! Non, vous ne pouviez pas être athées et matérialistes. Non, vous ne le fûtes pas. Votre conduite philantropique suffirait pour nous en convaincre : vos écrits vont achever de lever tous les doutes.

Nous ne pouvons pas remonter aux temps antérieurs à Hippocrate, puisque les écrits de cette époque reculée ne nous sont point parvenus. Mais ce n'est pas dans ces siècles d'enfance et de religion superstitieuse qu'il faut chercher l'athéisme mé-

dical. Alors la Médecine était pratiquée par les ministres même des autels. C'est dans les temples de
Panacée, d'Hygie, de Lucine et d'Esculape après
son apothéose, que les malades allaient chercher la
guérison ; et toujours les pratiques religieuses
étaient associées aux médicamens.

— Les premiers ouvrages que nous puissions con-
sulter, sont les œuvres immortelles d'Hippocrate,
Hippocrate, de la famille des Asclépiades, l'un des
plus grands philosophes de l'antiquité, le plus ver-
tueux des hommes, et sans contredit le prince des
Médecins. Pourrait-on l'accuser, lui dont le serment,
conservé jusqu'à nos jours, débute par une invo-
cation aux dieux de la Médecine ; lui qui ne cesse
de reconnaître une force vitale (enormon), une
conspiration de tous les organes au même but, une
puissance médicatrice si efficace, et souvent quelque
chose de divin dans les maladies ? Ce n'est donc pas
dans l'exemple ni dans les leçons de cet homme
extraordinaire, que les Médecins de l'antiquité ont
pu trouver des principes d'athéisme ou de matérialisme. Aussi ne songea-t-on jamais à en accuser ses
fils ni son gendre, tous trois héritiers de ses talens
et de ses vertus ; non plus que Dioclès et Praxagoras,
les plus célèbres après eux. — Erasistrate et Héro-
phyle, qui donnèrent tant de lustre à l'école d'A-
lexandrie, et qui les premiers purent acquérir des
connaissances précises sur l'anatomie de l'homme,
se montrèrent aussi religieux qu'ils étaient savans.

Si nous interrogeons Galien, cet oracle de son
siècle, le plus grand des Médecins après Hippo-

crate, et le fondateur de la fameuse doctrine de l'humorisme, nous le trouvons, dans sa conduite comme dans ses écrits, aussi distingué par ses vertus que par la profondeur de ses connaissances. — De son temps il y avait, comme il y aura toujours, des détracteurs de la religion, et même de la Divinité. « Je ne m'arrêterai point, dit-il, dans son traité remarquable *De usu partium*, à réfuter ces extravagans, ce serait déshonorer la cause sainte qu'ils ont attaquée : pour toute réponse, je vais composer à l'honneur du créateur, le seul cantique qui soit digne de lui. Ce ne sont point des holocaustes ni des parfums que je lui offrirai ; mais je vais faire connaître combien grande est sa sagesse, combien grande et infinie est sa puissance dans la composition admirable des parties du corps humain. J'y vois le témoignage le plus certain de son ineffable bonté, et la source d'éternelles actions de grâces que nous devons lui offrir pour toutes ses faveurs. » Et celui qui tenait ce langage était païen ; il a même distingué le principe pensant immatériel, du principe de la vie organique ou animale.

Il ne se trouva aucun Médecin pour recueillir l'héritage de Galien. La décadence de l'empire Romain amena la décadence des lettres, des sciences et des arts. Alors commencèrent ces époques de douloureuse mémoire, auxquelles l'histoire a conservé le nom de siècles de barbarie. Des peuplades entières, vomies des contrées du nord, vinrent ravager et se disputer les lambeaux du grand empire. La civilisation paraissait anéantie, lorsque la religion chrétienne entreprit de rétablir la morale parmi ces hordes insubordonnées. Ses ministres et les Ordres religieux s'occupèrent seuls de sciences et de lettres, et ils les sauvèrent d'un naufrage complet. Presque seuls aussi ils cultivèrent l'art de guérir ; et s'ils ne lui firent point faire de progrès pendant dix siècles, du moins ils en firent une œuvre de charité de plus : car leurs conseils étaient le plus souvent gratuits. Quoiqu'ils ne nous aient pas laissé d'écrits remarquables, on n'osera pas les accuser d'athéisme, puisqu'ils prêchaient en même temps et le Dieu des chrétiens, et l'immortalité de l'ame.

Pendant ce long sommeil de l'intelligence humaine, brillait une nation sortie du fond de l'Arabie, et qui, par ses rapides conquêtes, menaça d'envahir le monde entier. Les sciences, les arts et les lettres semblèrent se réfugier chez elle ; la Médecine, surtout, y fut cultivée avec ardeur et avec fruit. Un grand nombre de Médecins, connus sous le nom de Médecins arabes, ont illustré cette nation par leurs écrits, autant que par leurs lumières. Après Hippocrate et Galien, l'antiquité offre peu de noms aussi célèbres que ceux de Rhasès, Avenzoar, Avicène, Averroès, Serapion, Albuchasis et quelques autres. Ces Médecins auraient-ils été matérialistes ou athées, eux qui, zélés partisans de la religion de Mahomet, adorèrent le Dieu d'Abraham, et crurent aux récompenses d'une autre vie ?

A la renaissance des lettres naquit Peracelse, alchimiste et astrologue fougueux, il renversa l'édifice du galénisme et du péripatétisme. Et s'il ne réussit pas complètement, c'est parce qu'en faisant un mélange ridicule des choses sacrées avec les choses profanes souvent les plus absurdes, il ne sut pas fixer assez l'attention qu'il avait éveillée. Du reste, il faisait tout émaner de la volonté et de la puissance de Dieu, et les esprits ou entités ne lui manquèrent pas lorsqu'il en eut besoin, pour expliquer les phénomènes de la vie et des maladies.

Vers ce même temps parurent plusieurs hommes célèbres, tels que Zuingerus, Martianus, Fernel, Amatus, Duret, Zacutus, Forestier, Baillou, Lomnius et tant d'autres. Ces auteurs, tous occupés d'Hippocrate et de Galien, qu'ils s'appliquèrent à commenter en cherchant à mettre leurs observations en harmonie avec les maximes de ces grands hommes, adoptèrent leurs doctrines sur tous les points, et ils ne furent pas moins religieux que savans Médecins.

Il n'était pas athée ni matérialiste, ce Vanhelmont, qui, en donnant à son archée un pouvoir si absolu sur l'organisme, remerciait Dieu de l'avoir fait naître dans la religion chrétienne, qui favorisait les études médicales beaucoup plus que ne l'avait jamais fait aucune autre religion.

Il ne l'était pas non plus le fameux Stahl, qui, en faisant tout dépendre de l'ame, créait l'animisme et l'autocratie de la nature.

Ce n'est pas Hoffmann qui pouvait l'être, lui qui pensait que la première qualité du Médecin est d'être chrétien : *Medicus sit christianus*, a-t-il dit.

Il ne le fut pas davantage, le premier et le plus

savant des nosologistes , Boissier - de - Sauvages ,
puisque à chaque page de son grand ouvrage, il
reconnaît l'influence de l'ame et très-souvent celle
de la Divinité.

Nous conserverons à jamais le souvenir récent
encore du profond mépris qu'avaient pour l'athéisme
les Médecins les plus célèbres de la dernière ère
médicale , Lancisi , Gaubius , Sydenham , Boer-
haave , Baglivi , Vanswieten , Morgagni , Bordeu.

Les anatomistes de cette époque, Harvée, Ruisch,
Vésale , Riolan, Malpighi, Bouvard, n'ont pas
montré moins de respect pour la religion ; et l'un
d'eux termine un de ses ouvrages en disant qu'il
vient de composer le plus bel hymne en l'honneur
de la Divinité. Winslow était protestant : il dut sa
conversion à ses études profondes en anatomie. — Le
grand Haller a consacré l'idée d'un Être suprême
dans cent endroits de ses nombreux écrits. Zimmer-
mann, Dehaen, Tissot, Stoll, contemporains et amis de
Haller , partagèrent ses principes religieux. — Dar-
win, cet auteur profond et étonnant de la Zoonomie,
déclare qu'il croit avec St. Paul, que la seule cause
première et immatérielle de tout mouvement est
Dieu, et, avec cet Apôtre, il admet une différence
entre le *Psyché* ou esprit vivant, et le *Pneuma* ou
esprit vivifiant.

La génération présente serait-elle donc entachée
de matérialisme, lorsque tous les Médecins et Physiologistes reconnaissent à l'envi l'existence d'un
principe vital, quoique sous des noms différens ?
Telle était la doctrine de Barthez, de Grimaud ,

de Vicq-d'Azyr, de Dumas, de Chaussier, de Béclard et de Bichat. Telle était aussi la pensée de Corvisart, de Hallé, de Bayle, et de Laennec ; telle est encore celle de tous les Médecins et Physiologistes vivans. Il était même bien éloigné des idées d'athéisme et de matérialisme qu'on lui a supposées, le célèbre auteur des *Rapports du physique et du moral.* Si dans cet ouvrage remarquable, quoique souvent bien superficiel, Cabanis ne s'est attaché qu'aux effets patens de l'organisme, sans remonter aux causes premières, c'est parce qu'il écrivait à une époque qui exigeait cette réticence, et non parce qu'il les méconnaissait. Vous pouvez en juger par les deux phrases suivantes que nous empruntons à sa lettre sur les causes finales : « On ne peut méconnaître, dit-il, que des forces actives animent toutes les parties de la matière : rien n'est plus frappant et plus certain », et ailleurs : « Pour faire concourir au même but toutes ces puissances, toutes ces divinités particulières, il faut toujours un Dieu suprême, un Wischnou, un Jehova, un Jupiter. »

Je me dispenserais de vous parler de Gall, si la doctrine de la pluralité des organes cérébraux ne l'avait pas fait accuser de matérialisme. Cependant ce reproche ne repose que sur de fausses données : Gall n'a jamais été ni athée ni matérialiste. Personne n'a rendu un plus sublime et plus éclatant hommage à la Divinité. Personne n'a fait de plus grands efforts pour distinguer les facultés de l'ame des fonctions cérébrales.

Si les Médecins, pris en particulier, n'ont pas été

matérialites ni athées, il eût été bien plus difficile, pour ne pas dire impossible, qu'une réunion d'hommes un peu nombreuse eût pu professer une semblable doctrine. Aussi, n'y a-t-il eu jamais aucune société de Médecine, aucune faculté, aucun ouvrage périodique qui ait consacré ces déplorables maximes, pas même dans ces temps de hideuse mémoire, où le délire révolutionaire semblait vouloir engloutir la Divinité et dévorer l'espèce humaine. Partout nous voyons prédominer le vitalisme et l'animisme. Une faculté même, la plus riche de glorieux souvenirs, conserve avec orgueil son antique serment, qu'elle fait prononcer à chaque aspirant au Doctorat, et dans lequel se trouve ce début : je promets et je jure au nom de l'Être suprême, d'être fidèle aux lois de l'honneur et de la probité. — Si vous feuilletez le grand dictionnaire des sciences Médicales, ce dépôt précieux et prolixe de nos connaissances, vous y trouverez les plus belles pages en l'honneur de la Divinité, et contre le matérialisme.

Ainsi, nulle part dans leurs écrits, les Médecins n'ont enseigné l'athéisme ni le matérialisme. Et toutes les fois que le sujet les y a conduits, ils ont reconnu, soit un principe vivifiant de la matière organisée, soit, en dernière analyse, un Être suprême moteur et conservateur de toutes choses.

Cependant, nous dira-t-on, plusieurs Médecins ont été reconnus coupables des opinions dont vous les justifiez. Il en est trois surtout, dont l'histoire a conservé les noms : ce sont Arnaud-de-Villeneuve,

Servet et De la Mettrie. — En supposant que l'accusation fût vraie, elle ne prouverait rien, parce que les fautes sont personnelles, et qu'il serait injuste de les faire retomber sur le corps tout entier. Si l'on en usait ainsi, le monde entier serait inculpé, parce qu'il y a eu des athées et des matérialistes dans toutes les professions. Les ministres des autels eux-mêmes, n'en seraient pas exempts : car ils ont compté plus d'un renégat. Il n'y aurait donc rien d'étonnant que, sur l'immense quantité des Médecins qui ont écrit, on en comptât jusqu'à trois qui auraient énoncé des principes d'athéisme et de matérialisme. Cependant, à l'exception de la Mettrie, ces trois Médecins mêmes, ne furent ni athées ni matérialistes. En effet, Arnaud-de-Villeneuve, Médecin et ami du Pape Clément V, se mêla beaucoup de théologie. Ce fut pour quelques phrases peu favorables à la vie monacale et à la souveraineté absolue des Papes, qu'il fut déclaré seulement hérésiarque quatre ans après sa mort. — Servet fut brûlé vif pour cause d'irréligion, mais ce fut à Genève, sous les inspirations jalouses de Calvin, et à la suite de la plus inique des procédures, sans qu'il fût question d'athéisme ni de matérialisme.

De la Mettrie seul, athée gagé du roi de Prusse, a prêché franchement l'athéisme et le matérialisme. Mais en même temps, que de contradictions, que de concessions lui sont échappées ! Dans la préface de son traité le plus philosophiquement impie, il prie Dieu surtout de ne point lui ôter le nécessaire et la santé. Dans le corps même de l'ouvrage, il appelle un athée un abominable homme. Puis il reconnaît un Être suprême, auquel il donne le nom de nature, comme nous lui donnons celui de Dieu, comme les Anglais lui donnent celui de God : le nom seul est changé. Il est forcé d'admettre dans la machine homme, un ressort, un principe incitateur, l'enormon d'Hippocrate, l'ame; mais, pour ne pas l'appeler comme tout le monde, il lui donne le nom d'imagination. Enfin, chose étonnante ! rougissant plus tard de ses grossières erreurs, il a pris soin de se réfuter lui-même dans son *Traité des animaux plus que machines.* Ses ouvrages deviennent même une preuve que les Médecins, bien loin de les adopter, ont rejetté avec horreur les maximes perverses et les doctrines qui y sont enseignées, puisqu'ils en ont fait justice en les condamnant à l'oubli le plus dédaigneux. Depuis long-temps on ne lit plus ni l'Homme machine, ni l'Homme plante.

Nous pouvons donc conclure que le nom d'aucun Médecin, véritablement matérialiste et athée, n'a sali les pages de l'histoire de la Médecine.

Puisque ce n'est pas dans les écrits des Médecins qu'on trouve la cause de l'inculpation d'athéisme qui pèse sur eux, ce sera sans doute dans l'objet de leurs études. Mais en parcourant ce vaste sujet, nous verrons, Messieurs, que tout vient au contraire se réunir pour les détourner d'une semblable opinion. Le Médecin dirige ses études sur l'homme en santé, et sur l'homme malade. Toutes ses méditations se concentrent sur cet objet ; ses pensées et ses opinions doivent donc en émaner.

Structure , fonctions , maladies, tout est merveilleux dans l'homme, tout y dévoile une matière animée , tout y révèle une intelligence créatrice.

Voyez cette charpente osseuse , qui soutient et protège toute l'économie. Avec quelle sagacité chaque partie en est disposée, pour que chaque organe , chaque tissu vienne s'y implanter ou s'y loger, et toujours dans la place la plus convenable. Étudiez la structure des organes, toujours si bien appropriée aux fonctions qui leur sont confiées. Suivez les cordons nerveux se divisant à l'infini, pour envoyer à chaque partie un filet devenu imperceptible par sa trop grande ténuité. Poursuivez avec Ruisch les vaisseaux jusque dans leurs subdivisions les plus déliées ; pénétrez avec eux dans les organes, et cherchez, si vous pouvez, de quelle manière ils s'y terminent, par quelles anastomoses, par quel tissu perméable intermédiaire, ou par quels organes nouveaux ils se continuent les uns avec les autres, se transforment en de nouveaux tissus , ou ne font que se combiner avec eux.

Venez disséquer le cerveau , cet organe des plus nobles fonctions ; armez-vous du scalpel de Chaussier, de Gall, de Tiedeman, de Serres, de Laurence ; cherchez ses fibres pultacées et homogènes ; isolez chaque partie , tournez et retournez-le sans cesse , vous aurez beaucoup fait sans doute. Et cependant, après tant d'efforts laborieux pour arriver à la connaissance de la structure intime de ce viscère, le premier des viscères, votre imagination s'arrête, contemple ce qui lui reste à faire, et s'étonne de se trouver à peine dans le vestibule de la science. Magique mystère qui a déjà poussé à bout, et si souvent déjoué le génie et les veilles de tant d'hommes célèbres !

Dans les organes des sens, chaque chose est si bien ce qu'elle doit être, qu'en substituant l'une à l'autre, la fonction ne s'exécuterait plus. Prenez les conduits acoustiques, les canaux demi-circulaires, les aqueducs, le limaçon, la caisse du tympan ; mettez-les à la place de la lentille crystalline, du corps vitré si limpide, de l'iris, de la rétine, *et vice versâ*, vous n'aurez plus ni l'œil, ni l'oreille. Comme chacune de ces parties se trouve admirablement disposée dans un organe, pour réfléchir et condenser les sons ; dans l'autre, pour réfracter et diriger la lumière !

Ouvrez la poitrine. Vous y voyez d'abord les poumons, organes mous, parcourus de canaux aériens, communiquant avec l'air extérieur au moyen d'un conduit commun, et venant aboutir à de petites vésicules qui les mettent en rapport presque immédiat avec des capillaires sanguins. Admirez cette texture élastique qui leur permet d'agrandir leur capacité à mesure qu'ils en ont besoin.

Le cœur se présente ensuite. Cet organe essentiel de la circulation est placé entre les deux poumons pour communiquer plus facilement avec eux, au moyen d'un système vasculaire particulier. Il est là suspendu dans le point immobile d'une cavité mobile, et protégé en avant et en arrière par des pièces osseuses solides. Cette masse charnue, creusée de plusieurs cavités, et dont les fibres ont paru inextricables jusqu'à ce jour, nous offre le modèle de la machine hydraulique la plus parfaite : ouverture pour recevoir le fluide sanguin, ouverture pour le diriger au loin, cavités pour servir de réservoirs, cavités pour servir de pompes foulantes, orifices, valvules, force, nombre et volume proportionnel des fibres ; tout se montre grand et étonnant dans cet organe si simple en apparence !

La cavité abdominale renferme des viscères dont le volume varie d'un instant à l'autre. Il leur fallait des parois élastiques, capables de se prêter à leur ampliation, et ils les ont trouvées dans cette vaste enveloppe toute charnue ou adipeuse.

Contemplez ce long canal digestif. Renflé dans plusieurs endroits pour y recevoir les substances alimentaires qu'il doit élaborer, ou pour les y laisser accumuler pendant un certain temps, il est composé de trois membranes différentes de structure et de fonction, et concourant cependant au même but, l'une, en imprimant à l'intestin les mouvemens dont il a besoin, l'autre, en favorisant ces mouvemens par sa surface lisse et polie, et la troisième, en fournissant aux alimens des fluides qui en aident la digestion et la progression.

Quelque part, en un mot, que vous portiez vos regards sur cet assemblage qui constitue l'homme, vous retrouverez partout même ordre, même conbinaison, même harmonie. Et cependant nous n'avons vu que la matière morte, que des organes inertes ! N'importe, leur structure suffit ; elle parle à nos yeux et nous crie bien haut : *Je suis un ouvrage incompréhensible, ce n'est pas moi qui me suis fabriqué*. Philosophes frondeurs, dépouillez-vous, si vous pouvez, de votre génie destructeur, essayez de construire à votre tour, associez-vous les artistes les plus distingués, et mettez les mains à l'œuvre. Travaillez et créez un être aussi parfait. Mais non, contentez-vous seulement de l'imiter. Voyons ce que vous savez faire. Quand vous auriez reproduit toute la richesse et toute la magnificence du cabinet anatomique de Florence ; quand vous auriez, avec le docteur Auzoux, menti à nos yeux, la forme, la couleur et la fraîcheur des organes, vous n'auriez point imité la nature. Le scalpel ne trouverait plus de fibres, plus de tissus, plus de canaux, plus de nerfs sous cette couche mensongère ; il ne trouverait que des masses informes de cire ou de carton. Cependant, tout le monde admirera votre ouvrage, tout le monde remontera à l'ouvrier, et le félicitera de son habileté. Eh quoi ! votre œuvre si incomplète n'aura pu se créer elle-même ; elle dénoncera un artiste : et un ouvrage mille fois plus parfait, serait l'effet des jeux du hasard, et résulterait de l'agrégation fortuite de molécules organiques ! Non, Messieurs, il nous dévoile un ouvrier, et un ouvrier bien supérieur. Ce n'est pas nous qui, en présence de cette économie si complexe, aurions la sottise de tomber dans une inconséquence aussi contradictoire et aussi absurde.

Nous serions plus cruels et plus injustes que nos aïeux les Lyonnais, qui, si l'on en croit la tradition, fiers d'avoir une horloge aussi remarquable que celle qui fait encore une des curiosités de notre ville, crevèrent les yeux au mécanicien fameux qui l'avait construite, afin qu'il ne pût pas en faire une semblable ailleurs. Du moins ils lui laissèrent la vie.

Nous admirons la structure de notre économie quoique immobile et inanimée, que sera-ce donc, si nous la contemplons vivante et exécutant ses fonctions ? Que de merveilles chaque organe et chaque appareil nous développeront ! Que de sujets de méditations ils nous fourniront !

Avec quelle précision la lumière traverse la cornée, l'humeur aqueuse, le cristallin et le corps vitré, pour venir se peindre sur la rétine, et au moyen du nerf optique aller mettre l'organe de l'intelligence en rapport avec les objets les plus éloignés ! Admirable instrument d'optique qu'on n'a pu jusqu'à ce jour, ni bien comprendre, ni expliquer, ni imiter !

Comme dans l'oreille le son est réfléchi d'éminences en cavités, de cavités en conduits, pour se concentrer et venir faire vibrer la membrane du tympan, les osselets de l'ouïe, l'air des cavités et des conduits intérieurs, et en dernière analyse se faire sentir à la pulpe nerveuse qui en tapisse les parois, et établir une nouvelle communication entre le cerveau et des objets plus ou moins éloignés !

Qui n'admirerait pas cette fonction respiratoire,

véritable laboratoire physico-chimique, dans lequel l'air atmosphérique est alternativement introduit et rejetté, pour aller dans les vésicules pulmonaires se mettre en rapport presque immédiat avec le sang, changer ses qualités chimiques et vitales, et compléter l'hématose ?

Qui resterait insensible en contemplant les phénomènes de la circulation, pour la découverte de laquelle il a fallu des siècles d'études et d'observations ? Deux machines hydrauliques, accolées l'une à l'autre, reçoivent à la fois et sans confusion deux sortes de sang, et les poussent par des contractions simultanées, l'une aux poumons, l'autre à toutes les parties du corps, à l'aide des vaisseaux artériels, qui deviennent ainsi les véhicules de la vie, en portant aux organes les matériaux de leur nutrition et de leurs secrétions.

Peut-on sans ravissement étudier la digestion dans son entier, et voir combien de fonctions concourent à la même fonction ? Reçu dans la bouche, l'aliment y est broyé et impregné de salive. Transporté dans l'estomac, le bol alimentaire, par l'action combinée des mouvemens de ce viscère et du fluide gastrique, y est réduit en une matière homogène et pultacée, qui traverse le pylore pour venir dans l'intestin se mêler à la bile et aux autres fluides intestinaux, y séparer le chyle, et le présenter aux bouches absorbantes des vaisseaux lactés.

N'est-ce pas avec une surprise toujours nouvelle qu'on observe les secrétions ? Un fluide est apporté à l'organe, les matériaux convenables y sont puisés et mis en œuvre, et un nouveau fluide est créé. Je dis créé, parce qu'il y a véritable transsubstantiation : ni la bile, ni l'urine n'existent en nature dans le sang, excepté lorsqu'elles y sont transportées par absorption.

Qui oserait contempler toutes les attributions de l'encéphale sans être pénétré d'admiration et de stupeur? Au moyen des filets nerveux, cet organe de l'intelligence porte la vie, le sentiment et la motilité à toutes les parties du corps; il y reçoit l'impression de tout ce qui s'y passe, et en rapporte des sensations précises ; il les médite et les transforme en idées et en pensées ; il compare et juge ces pensées; il en conserve le souvenir et les reproduit au besoin, et il s'en sert pour en créer de nouvelles, ou pour approfondir celles qui ne sont qu'imparfaitement connues. Merveille bien plus étonnante ! il franchit par la pensée les espaces de lieux et de temps ; il assiste aux événemens qui se sont passés, ou qui se passent loin de lui ; il envahit l'immensité des êtres ; il pénètre dans la profondeur des secrets les plus cachés de la nature ; il s'élève à la hauteur des choses les plus sublimes ; enfin, il crée et enfante ces productions du génie qui font et qui feront à jamais l'admiration de tous les siècles.

Si chaque organe et chaque fonction vous inspirent des pensées sublimes, et vous élèvent bien au-dessus de la matière ; si déjà vous y trouvez la preuve que ce n'est pas le hasard qui a créé les yeux pour voir, les oreilles pour entendre, l'estomac pour digérer, les poumons pour respirer ; que sera-ce lorsque vous examinerez l'économie entière en action? Lorsque vous verrez, dans ce labyrinthe organique, chaque partie s'isoler et remplir ses fonctions, et rien que ses fonctions? Lorsque vous verrez surtout ces actes divers si multipliés, si disparates en apparence, concourir au même but avec cet ordre et cette harmonie qui constituent une sorte d'unité d'action, ou le moi physiologique? Quoique indépendante par elle-même, chaque fonction est liée intimément à toutes les autres fonctions. Elles travaillent toutes les unes pour les autres : elles s'entr'aident et s'influencent réciproquement. C'est une communauté d'actions dans laquelle chacune fournit son contingent. En fonctionnant pour soi, chaque organe fonctionne pour les autres, et les autres, à leur tour, pour lui. Quel que soit l'organe ou l'appareil que vous preniez, partout vous trouverez cette association de service et de dépendance réciproques. — Vous connaissez l'appareil de la digestion : si beaucoup d'organes travaillent pour lui, de son côté il travaille pour tous ! Par les sens il est instruit des qualités des alimens ; par l'appareil de la locomotion, il se les procure et les prépare ; dans son trajet, il reçoit abondamment le produit des différentes secrétions. A son tour il fournit le chyle qui est absorbé et transporté par les vaisseaux lactés dans le torrent de la circulation. — Croyez-vous que le cerveau, cet organe qui envoie son action à tous les autres organes, en soit indépendant, et que régulateur suprême, il impose ses lois et

n'obéisse jamais ? Désabusez-vous, si telle est votre
pensée ; plus son influence est grande, plus aussi il
est soumis à l'influence des autres : car il reçoit
toutes les sensations, et des sens, et de la faim, et
de la soif, et du besoin de respirer, et tant d'autres.
De plus, sa vie est liée à la vie d'un grand nombre.
Que le cœur cesse de battre, il cesse de sentir. Que
la respiration s'arrête, l'asphyxie arrête aussi ses
fonctions. Que la digestion ne s'opère plus, il languit
et s'éteint avec le reste de l'économie.

Ainsi, point d'exception, tous les organes influencent et sont influencés, sans que cette harmonie sociale éprouve d'opposition de la part
d'aucun d'eux. Chacun se trouve bien à la place où
l'a mis la nature, et il y contribue, selon ses attributions, au bien-être général. Point de plainte,
point de murmure sur la prééminence d'un autre ;
aucun, sous le prétexte ridicule d'une aristocratie
outrageante, ne cherche à se soustraire à son influence, parce qu'il sait que sa fonction importe au
bien général, et que tous y prennent également
part, chacun à sa manière. L'estomac digère pour
le cœur ; le cœur, après avoir fait vivifier le sang
dans les poumons, le pousse au cerveau, qui réagit
sur toute l'économie.

Supprimez une fonction ou pervertissez-la, l'harmonie est détruite, l'ordre cesse, l'économie
languit, et la vie est compromise. Aucun organe
ne peut souffrir gravement sans que les autres organes ne s'en ressentent. Les sympathies patholo-
giques établissent une sorte de solidarité entr'eux.

La souffrance d'un seul est sentie par tous; tous se révoltent contre la cause désorganisatrice qui vient compromettre leur bien-être et leur existence avec la santé et l'existence commune. C'est alors que s'opèrent ces réactions actives qui montrent, non-seulement la part qu'ils prennent au malaise général, mais les efforts conservateurs à l'aide desquels l'économie entière lutte contre l'élément destructeur. Ici c'est une sueur abondante ou une éruption qui, en rappelant à la peau la direction fluxionnaire, prévient ou dissipe les effets d'une suppression de transpiration, ou d'une vaste phlegmasie intérieure. Là, c'est une hémorragie qui enlève une encéphalite, une péripneumonie, une pleurésie. Ailleurs, c'est une diurèse qui évacue les accumulations séreuses des grandes cavités. Tantôt, c'est une diarrhée qui juge une fièvre grave; d'autrefois, c'est un dépôt ou une fistule critique qui combat ou ralentit une maladie désorganisatrice. Voyez encore l'éternuement chasser un corps étranger introduit dans les fosses nasales; la toux, expulser les mucosités, ou le corps qui menace de la suffocation; les larmes, entraîner un gravier qui s'était glissé dans l'œil; les vomissemens, faire rejetter les substances nuisibles qui ont été portées dans l'estomac; un dépôt, s'établir autour d'une épine pour l'isoler et la porter au dehors. Eh quoi ! Messieurs, cette mécanique vivante, dans laquelle tant de rouages si compliqués produisent des phénomènes si étonnans, ne nous inspirerait pas l'idée d'un créateur, lorsque nous nous serons extasiés d'admiration pour l'auteur, devant le pigeon d'Archytas, la tête parlante d'Albert-le-Grand, la mouche et l'aigle de Regio-Montanus; devant le canard, le joueur de flûte et le tambourin de Vaucanson; devant les automates de Jacques Droz; enfin, devant le tableau mouvant du père Truchet, et les tableaux animés de quelques machinistes modernes; lorsque, dans notre cathédrale, nous allons encore applaudir aux efforts de l'art, en voyant un coq grossier battre des ailes, et en l'entendant croasser un son rauque ! Non sans doute, un ordre aussi admirable n'est pas l'effet du hasard, nous y reconnaissons partout le doigt d'une intelligence supérieure.

Bien plus, cette harmonie inimitable, cette conspiration de toutes les fonctions à la conservation de l'individu et à la reproduction de l'espèce, fait penser qu'une émanation de cette intelligence, ou que cette intelligence elle-même est venue animer notre organisme. Cette supposition n'est point une de ces hypothèses futiles et mensongères qu'une autre hypothèse peut renverser, puisqu'on ne peut expliquer autrement pourquoi l'homme vivant diffère de l'homme mort. En effet, placez deux corps à côté l'un de l'autre; tous deux à la fleur de l'âge, d'une structure parfaite et sans altération aucune dans leur organisation; l'un mort depuis quelques instans, l'autre vivant et plein de santé ! Vainement vous vous adressez à tous les sens du premier; il n'y a plus ni sensations, ni perception, ni pensée, ni volition : ses organes rentrent dans le domaine des lois physiques, et la corruption s'en empare. Tandis que le second sujet perçoit toutes les sensations, pense et réfléchit, agit à volonté et résiste à la destruction cadavérique. Pourquoi cette immense différence? S'il n'y avait que de la matière dans l'un et dans l'autre, pourquoi le sujet mort n'agirait-il plus? Celui qui est vivant a donc en lui un principe insaisissable. C'est la vie, direz-vous. Mais qu'est-ce que la vie? Quel est donc ce mot magique que vous n'auriez créé que pour voiler votre ignorance? Essayez donc, matérialistes habiles, de faire encore de la vie dans ce cadavre inanimé. Eh quoi! tout votre art est impuissant : vous ne pouvez rien contre la mort! Or cette vie de quoi dépend-elle? De l'exercice des fonctions. Et ces fonctions, qu'est-ce qui les fait exécuter? Quel est l'agent incitateur commun qui anime tous les organes et leur donne le mouvement? C'est là le point difficile. C'est là que les théories viennent s'entrecroiser pour expliquer ce phénomène important... Il n'entre point dans mon plan de chercher à pénétrer l'essence et la nature de ce principe. J'ai voulu démontrer que l'étude de l'homme ne conduisait point au matérialisme, et je ne pense pas qu'il puisse rester de doute à personne. Qu'on l'appelle ame, archée, esprit ou principe vital, flamme de vie, irritabilité, chimie vivante, tonicité, le principe est le même. Il est consacré par le fait. C'est quelque chose de plus que la matière, et en dehors de la matière qu'il vient animer et dont il est impossible d'avoir la raison autrement. Tous les physiologistes observateurs sont forcés de le reconnaître.

D'ailleurs, Messieurs, si l'étude de l'homme conduisait au matérialisme et à l'athéisme, aurions-nous vu si long-temps et à tant de reprises différentes le sacerdoce médical uni et confondu avec le sacerdoce divin ? Aurions-nous vu si souvent et verrions-nous encore de nos jours des Médecins, riches d'instruction, embrasser le culte religieux et en briguer les fonctions sacerdotales ? Verrions-nous un aussi grand nombre de prêtres étudier l'homme physique aussi bien que l'homme moral ? Aurait-elle fourni à Thomas Brown les plus belles pages de son traité de la *Religion du Médecin ?* Aurait-elle porté Denys Balme, du Puy, à venger les Médecins de l'injuste inculpation d'irréligion ? Aurait-elle enfin inspiré une foule d'auteurs de physiologie, tels que Buisson et Berard, et les docteurs Bourdon, Lepelletier, Dufour et tant d'autres ? Aurait-elle décidé le prélat le plus célèbre de l'église gallicane, Bossuet, cet athlète redouté de l'hérésie, que l'on plaçait de son vivant parmi les Pères de l'église, à conduire lui-même aux savantes leçons de Duverney son élève royal, et à composer pour lui un traité d'anatomie ? La conduite de ce grand personnage, ne parle-t-elle pas plus haut que tous les détracteurs de l'étude de l'homme ? Son exemple ne démontre-t-il pas que, bien loin de conduire à l'athéisme, l'anatomie ne peut qu'en éloigner ? Oui, sans doute, les merveilles de notre organisation fournissent les preuves les plus certaines de l'existence de Dieu : Bien mieux que tous les raisonnemens, elles suffiraient pour confondre les sophismes du matérialisme.

Puisque, après leurs écrits et l'objet de leurs études, il est évident que les Médecins n'ont pu être ni
athées ni matérialistes, il faut que l'opinion qui les
accuse ait puisé ses raisons dans leur conduite.
Or, Messieurs, scrutons cette conduite dans tous
ses points, et elle nous fournira de nouvelles preuves du contraire. Nous négligerons même de vous
présenter la plupart des Médecins remplissant
leurs devoirs de religion avec autant de zèle que les
autres gens du monde, quoique leurs occupations
y soient bien souvent un obstacle. Il n'en est pas un
qui se refuse aux cérémonies religieuses du mariage,
lorsqu'il choisit sa compagne. Il n'en est pas non
plus qui ne fassent élever leurs enfans dans le sein
de la religion dans laquelle ils sont nés, ou qui se
refusent aux dernières prières de l'église, lorsque la
maladie ou la mort vient les frapper.

Nous n'examinerons que leur conduite morale.

Sans cesse appelé auprès de l'homme souffrant, le
Médecin ne se contente pas de lui prodiguer les secours de son art bienfaisant, il puise dans la morale
et bien souvent dans la morale évangélique, les motifs de consolation les plus puissans; et il s'en sert,
pour arracher au désespoir, le malheureux déchiré
par la violence de ses douleurs ou par l'effroi de la
mort. Et dans ce ministère sacré, quel est celui qui,
dans le grenier de l'indigence, n'a pas déposé le
denier de la veuve ou de l'orphelin, pour procurer
au malade les secours dont il a besoin? Qui ne con-
naît le trait admirable de Bouvard? Et Bouvard a eu
bien des imitateurs. Le fait suivant est parvenu à ma

connaissance, qu'il me soit permis de vous le rap-
porter. Une personne allait perdre le seul emploi
qui fournissait à son existence, parce que des mal-
heurs l'avaient forcée d'entamer une recette dont elle
ne pouvoit plus combler le déficit. Le moment critique du versement approchait. Un sombre désespoir
s'empara d'elle, des crises violentes et une sorte de
délire vinrent alarmer la familie. Quelques mots en-
trecoupés firent soupçonner la cause du mal, et le
Médecin en obtint l'aveu. Il fit sa prescription en con-
séquence. C'était un bon de mille écus, somme qui
manquait à la caisse. La maladie fut bien vite dis-
sipée.

Il ne se forme pas une société de bienfaisance que
les Médecins n'y figurent en première ligne. Il ne
peut même y avoir de véritable société de bienfaisance sans Médecin ; car les bienfaits sont pour se-
courir, moins la misère en santé, que la misère in-
firme et souffrante qui ne peut plus travailler.

Qu'une épidémie meurtrière répande son souffle
empoisonné, les Médecins occupent les postes avan-
cés. Plus la mort frappe autour d'eux et augmente
le péril, plus ils redoublent leur zèle et leurs soins.
Ils ne se contentent pas d'attendre le fléau dans leurs
foyers, ils volent au loin chercher l'épidémie, autant
pour apprendre à la connaître, afin d'être plus utiles
à leurs concitoyens si elle vient les visiter, que pour
porter des secours à des malades, au grand nombre
desquels les Médecins ordinaires du lieu ne peuvent
plus suffire.

Ce n'est pas dans cette conduite perpétuelle de

zèle , de dévouement et d'humanité qu'on pourrait trouver le germe de l'athéisme. Ces vertus sublimes et héroïques, que la religion seule inspire au commun des hommes , ne peuvent pas être chez les Médecins le produit ou la preuve de l'irréligion. Vous ne le pensez pas.

Vous savez même que la conduite du Médecin est souvent bien mal interprétée, parce que vous avez vu bien des fois calomnier ses liaisons les plus innocentes. Fidèle à l'honneur et à ses devoirs , il s'intéresse à tous ses malades , et il leur prodigue les soins les plus empressés. Aussi, vous ne lui ferez pas , avec le vulgaire , un crime de ce que, pour prix d'avoir conservé à une femme un époux adoré, à une mère un enfant tendrement aimé , elle lui aura voué les sentimens de la reconnaissance la plus vive et de l'amitié la plus sincère. Vous n'irez pas , non plus, l'accuser plus injustement encore, lorsque, dépositaire de secrets importans auxquels sont attachés la paix et le bonheur des familles , il aura su remplir le rôle le plus délicat et le plus honorable.

Il serait inutile d'ajouter de nouvelles preuves pour vous convaincre, Messieurs. Non, les Médecins ne sont pas matérialistes et athées par principe, vous ne croyez même plus qu'ils puissent l'être. Confidens des merveilles de l'organisation vivante , ils ne peuvent pas méconnaître le doigt d'une intelligence suprême. Si pourtant il en était , ou bien ils n'auraient jamais étudié le langage de cette harmonie sublime qui préside à l'exécution des fonctions , et ils nous donneraient la preuve de leur ignorance : ou bien, entraînés par la passion ou la perversité de leur cœur, ils ressembleraient à ces dieux stupides dont parle l'Écriture, qui ont des yeux et ne voient point, *Oculos habent et non videbunt.*

Par la même raison, ils ne peuvent pas méconnaître l'existence d'un principe animateur qui vient s'unir à la matière organisée pour lui donner la vie. — Ainsi, bien loin de conduire à l'athéisme et au matérialisme, les sciences médicales fournissent les argumens les plus solides et les preuves les plus convaincantes contre l'inculpation calomnieuse dont on a voulu les flétrir.

Tel était, Messieurs, le but que je m'étais proposé. Vous n'exigerez pas que je vous dévoile de quelle manière chaque Médecin entend son Être suprême et son principe de vie. C'est là sa conscience et sa religion, et il n'appartient à personne de scruter le fond des cœurs. Cependant chacun a pu faire, ainsi que moi, une réflexion qui ne peut que le confirmer dans la croyance et dans la religion de ses pères. Cette réflexion, la voici : Lorsque sur un point obscur, mystérieux et inaccessible à la faiblesse de nos sens grossiers, il y a, d'une part, divergence perpétuelle d'opinion, et que d'autre part, on trouve unanimité constante, fortifiée par l'assentiment des hommes de génie, on ne peut guère balancer. Or, comptez, si vous pouvez, les milliers d'opinions différentes et souvent absurdes qui ont été émises sur ce principe ; comparez-les à cette unité, à cet assentiment général et univoque, qui, depuis plus de 3000 ans, traverse sans altération les siècles et les générations. Certes, alors il me semble difficile de ne pas croire à ce que la révélation est venue enseigner à l'homme, pour l'empêcher de s'égarer sans cesse.

Tout passe, les hommes et les doctrines. La vérité seule est immuable. On peut la retenir sous le boisseau pendant un temps; mais lorsqu'elle en est sortie, c'est pour n'y rentrer jamais. Quelle que soit la force du préjugé qui accuse la Médecine, ayons le courage de repousser l'inculpation, et de proclamer la vérité au grand jour. Ne transmettons plus à la postérité une erreur aussi patente, et qu'elle s'étonne avec nous que les Médecins aient pu être même l'objet d'un soupçon.

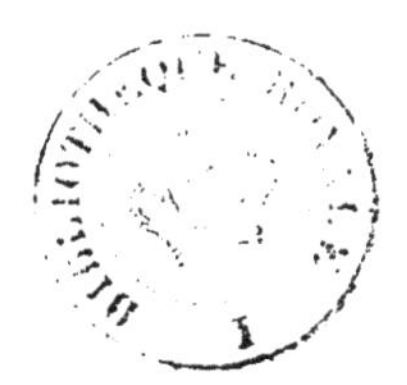